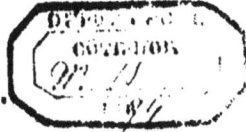

DU TRAITEMENT

DE LA

Péritonite Tuberculeuse

PAR LES

INJECTIONS DE NAPHTOL CAMPHRÉ

PAR

L.-J. GUIGNABERT

Docteur en médecine de la Faculté de Paris et de la Faculté de Bruxelles
Lauréat de la Faculté libre de Lille.

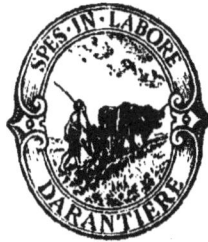

DIJON

IMPRIMERIE DARANTIERE

65, RUE CHABOT-CHARNY, 65

—

1894

DU TRAITEMENT

DE LA

PÉRITONITE TUBERCULEUSE

PAR LES

INJECTIONS DE NAPHTOL CAMPHRÉ

I

DU TRAITEMENT

DE LA

Péritonite Tuberculeuse

PAR LES

INJECTIONS DE NAPHTOL CAMPHRÉ

PAR

L.-J. GUIGNABERT

Docteur en médecine de la Faculté de Paris et de la Faculté de Bruxelles
Lauréat de la Faculté libre de Lille.

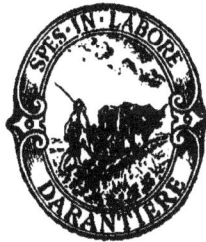

DIJON

IMPRIMERIE DARANTIERE

65, RUE CHABOT-CHARNY, 65

—

1894

A MON PÈRE & A MA MÈRE

A MON PARENT

M. L'Abbé SOUCHER

A MON PRÉSIDENT DE THÈSE

M. LE PROFESSEUR LABOULBÈNE

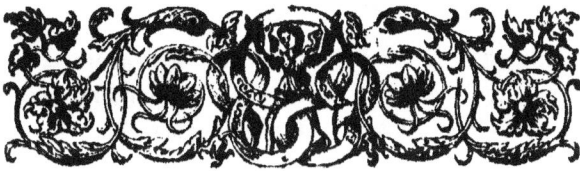

INTRODUCTION

La péritonite tuberculeuse, dénommée chronique avant Grisolle, était réputée, avant cet auteur, comme devant avoir toujours une issue fatale. Elle appartenait au domaine médical, jusqu'à ces dernières années, malgré certaines observations faites pour encourager les chirurgiens et dont la plus célèbre remonte à 1862 et appartient à Spencer Wells.

Sous l'impulsion donnée à la chirurgie, par la découverte de l'antiseptie, cette affection devait passer dans le domaine chirurgical et sa mortalité diminuer, de ce fait, d'une façon vraiment remarquable. Malheureusement la laparotomie, dont nous ne cachons pas les avantages et les succès, dans certains cas, présente des contre-indications. On en a exagéré l'emploi et certains chirurgiens sont tombés dans de regrettables excès, soit en la pratiquant dans des cas où elle était inutile, soit en lui demandant plus qu'elle ne pouvait donner. Outre qu'elle est dangereuse si on commet la moindre faute opératoire ou contre l'aseptie, elle a le grand inconvénient de n'être pas à la portée de tout le monde.

Le but de ce travail est de démontrer que certaines formes de tuberculose péritonéale peuvent être guéries, par tout praticien qui aura à sa portée une instrumentation des plus rudimentaires et un seul médicament. Le médicament sera le naphtol camphré et l'instrumentation se composera du trocart et de la seringue de Pravaz.

Nous apporterons, à l'appui de cette thèse, plusieurs observations où M. le docteur Rendu a appliqué ce traitement avec un succès complet.

Nous reconnaissons volontiers que les quelques observations que nous possédons, aussi probantes qu'elles soient, ne suffisent pas pour juger de la valeur de ce traitement et permettre d'en formuler les indications; mais la méthode est de date trop récente pour qu'il ait été donné à notre maître de l'appliquer un plus grand nombre de fois. Nous sommes convaincu que, avant peu, il sera permis de recueillir des faits nombreux et aussi favorables.

M. le docteur Rendu, à qui nous nous sommes adressé, a bien voulu nous fournir l'idée et les éléments de cette thèse. Nous lui en sommes très reconnaissant ainsi que des marques de bienveillance qu'il a bien voulu nous témoigner.

Son interne, M. Chaillou, nous a donné également

quelques conseils. Nous sommes heureux de le remercier ici bien sincèrement.

Nous saisissons, avec empressement, l'occasion, qui se présente à nous, de remercier M. le professeur Laboulbène pour tout l'honneur qu'il nous fait en acceptant la présidence de notre thèse.

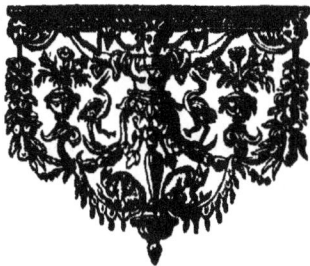

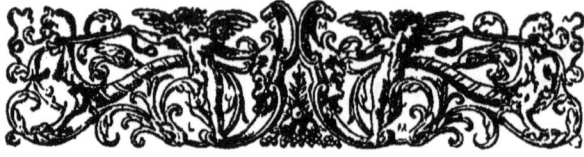

CHAPITRE I

HISTORIQUE

Grisolle, qui avait déjà démontré que, par *péritonite chronique*, il fallait entendre *péritonite tuberculeuse*, prouva le premier, en 1864, que cette forme de la tuberculose était quelquefois curable. Il disait (1) : « J'ai guéri deux et peut-être trois individus chez lesquels le diagnostic ne laissait aucun doute. La guérison est possible même lorsque la présence des tubercules dans les poumons indique que les mêmes produits doivent exister dans le péritoine. Je n'ai observé, jusqu'à présent, qu'un seul cas de ce genre ; c'est bien peu assurément pour modifier le] pronostic fâcheux d'une maladie ; néanmoins, cela permet de ne pas croire voués à une mort inévitable tous ceux qui sont atteints d'une péritonite tuberculeuse, même

(1) *Traité de pathologie interne*, tome I, édition de 1864.

dans les conditions les plus mauvaises en apparence. »

Le traitement de Grisolle était surtout un traitement symptomatique. Il combattait le dévoiement par le bismuth et les opiacés; les douleurs et l'état aigu par les sangsues, les cataplasmes, les bains; les vomissements par la glace; l'épanchement par la ponction. Il n'avait aucune confiance dans les pommades mercurielles et iodées et dans les cataplasmes de cicuë fort réputés par ses prédécesseurs. Au contraire il attribuait un grand rôle aux révulsifs (vésicatoires), donnait l'huile de foie de morue et une alimentation propre à soutenir les forces.

Faut-il expliquer ses succès par ce traitement ou croire qu'il avait eu affaire à des cas spontanément curables? Il est certain qu'on a vu des malades atteints indubitablement de péritonite tuberculeuse guérir sans traitement, ou en suivant un traitement anodin et sûrement incapable d'aucune action. L'observation de Grisolle, celles de Berheim, de Fernet, celles plus récentes de Millard, de Comby ne laissent aucun doute dans l'esprit et prouvent que cette affection dans quelques cas, rares il est vrai, peut guérir seule.

A la vérité, il faut avouer que ces cas de péritonite tuberculeuse, guérissant spontanément, se rencontrent surtout chez les enfants et que, au contraire, cette terminaison favorable est infiniment plus rare chez l'adulte.

D'ailleurs, cette particularité ne doit pas nous étonner outre mesure. On sait, en effet, que certains de nos maltres, et non des moins distingués, admettent, chez les enfants, des guérisons spontanées de la tuberculose, non seulement péritonéale mais encore pulmonaire, pleurale, intestinale et même méningée (Bouchut, Roger). On a même admis, dans ces derniers temps (Marfan), que lorsqu'un foyer de tuberculose ganglionnaire s'éteint spontanément, il confère au sujet une sorte d'immunité contre la généralisation du processus tuberculeux.

Nous tenons à mentionner incidemment cette opinion pour répondre aux objections de certains chirurgiens qui, comme Verneuil et Jalaguier, hésitent avant d'intervenir chirurgicalement dans des tuberculoses localisées, comme l'arthrite tuberculeuse du genou, craignant une généralisation pulmonaire à brève échéance qui emporterait rapidement le malade.

Si nous avons tenu à rappeler, en passant, cette opinion c'est pour la combattre et justifier la guérison d'une tuberculose péritonéale, espérant que cette guérison, loin de faire craindre une généralisation pulmonaire, devra plutôt faire espérer une immunité, dans la suite, pour le sujet guéri.

Ainsi que nous l'avons dit, c'est Spencer Wells qui pratiqua le premier la laparotomie pour la péritonite tuberculeuse en 1862. Croyant à un kyste de l'ovaire il s'empressa de fermer le ventre dès qu'il s'aperçut de son erreur. Non seulement, à la stupéfaction de tous, la malade survécut à l'opération, mais guérit de sa péritonite tuberculeuse. Elle put se marier et vivait encore vingt-sept ans après.

Les premiers cas, où le traitement chirurgical fut employé, ont trait à des erreurs de diagnostic. Les premiers chirurgiens (Kœnig, Jacobi, Letiévant, Lohlein), qui firent la laparotomie pour la péritonite tuberculeuse, croyaient en opérant tomber sur des kystes de l'ovaire. Ils en furent très effrayés mais virent avec étonnement, comme Spencer Wells, que les malades guérissaient très bien.

Enhardi par ces faits, Kœnig fit délibérément, le premier, en 1884 la laparotomie pour une péritonite tuberculeuse dont le diagnostic était parfaitement établi.

Ces interventions faites d'abord timidement, on les pratiqua plus tard systématiquement ; mais de nombreux revers interrompant cette série de succès montrèrent que le traitement chirurgical ne pouvait convenir indistinctement à tous les cas.

Actuellement plusieurs traitements chirurgicaux sont en présence. Les uns veulent faire la laparotomie simple, les autres veulent faire de grands lavages pour désinfecter complètement la cavité péritonéale ; d'autres, enfin, veulent introduire, dans la grande séreuse, une substance modificatrice qui, à la longue, amènera une guérison complète.

Nous croyons que chacune de ces interventions, plus ou moins compliquées, a des indications différentes et que chaque cas particulier est justiciable de l'une d'elles.

En 1886 M. Truc propose le traitement médical et conseille de faire suivre la ponction d'une injection d'éther iodoformé. Ce traitement, qui pourrait présenter des dangers, n'a pas été appliqué. M. Maurange proposait l'injection d'huile de vaseline iodoformée, mais n'a pas trouvé l'occasion d'employer cette méthode.

C'est M. Debove qui a communiqué le premier un cas de tuberculose péritonéale guérie par un procédé qu'on pourrait appeler médical. Par là nous voulons dire une technique qui peut être appliquée indistinctement par tous les médecins, même les plus mal outillés, sans qu'il ne soit besoin d'autre chose que d'une propreté parfaite. Le procédé de M. Debove consiste à évacuer l'épanchement ascitique et à laver la cavité péritonéale à l'aide d'une solution boriquée jusqu'à ce que le liquide ressorte clair.

Chacun des auteurs qui s'est occupé de cette question a employé un antiseptique spécial. Tantôt l'acide borique, tantôt le sublimé, ou le chlorure de zinc, parfois même des substances solides, telles que l'iodoforme (et c'est même à cette dernière substance que M. Routier donne encore la préférence), tantôt enfin le naphtol camphré.

M. Berger a été le premier à employer ce dernier médicament après avoir au préalable laparotomisé ses malades.

M. Rendu a pensé que cette substance présentait beaucoup d'avantages et s'est efforcé de rendre son maniement
simple et à la portée de tous, dans certains cas qu'il im-
porte de bien déterminer.

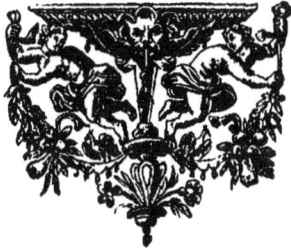

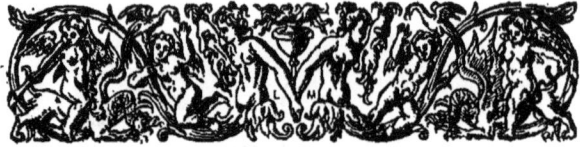

CHAPITRE II

CLASSIFICATION

Pour bien préciser ce qui convient à chaque cas particulier, nous aurons recours à la vieille divison des péritonites tuberculeuses en péritonite *sèche adhérente* avec symphyse des anses intestinales entre elles et avec la paroi abdominale antérieure ; et en péritonite tuberculeuse avec *épanchement ascitique* abondant.

Nous ferons remarquer que cette classification, comme toutes les classifications, est un peu artificielle et que, entre les cas extrêmes, que nous avons choisis comme types, il y a place pour tous les intermédiaires et même pour certains cas complexes qu'il serait difficile de ranger dans l'une plutôt que dans l'autre catégorie.

Notre travail a pour but de montrer les bénéfices que l'on peut retirer, dans tous les cas, de l'attouchement des anses intestinales avec une substance modificatrice, le naphtol camphré, et comment on doit l'employer suivant les différents cas.

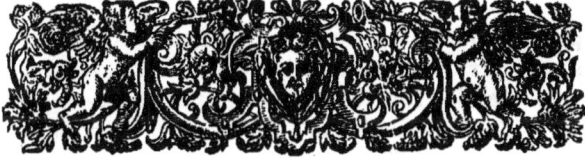

CHAPITRE III

FORMES ASCITIQUES

Nous avons quatre observations qui rentrent dans cette catégorie. Dans chacune d'elles le naphtol camphré a été employé comme substance modificatrice.

Deux malades ont été laparotomisés.

Voici leurs observations.

OBSERVATION I

C. de Gassicourt et Berger, In Aldibert.

Le nommé C..., âgé de 14 ans, est vu pour la première fois par notre maître, M. Cadet de Gassicourt, il y a deux ans. Cet enfant, qui a toujours joui jusque-là d'une bonne santé, présente à ce moment tous les signes d'une tuberculisation des ganglions abdominaux. L'affection a débuté insidieusement et a eu une marche lente et pro-

2

gressive : il n'y a pas d'ascite ; les fonctions digestives sont encore assez bonnes, malgré des alternatives de constipation et de diarrhée ; les poumons et les plèvres sont sains. L'enfant, soumis à un régime approprié, est envoyé à Salins. Une amélioration très marquée suit cette saison hydrothérapique et l'enfant est considéré comme guéri. Cependant seize mois après le début de son affection, son amaigrissement reprend, ses troubles digestifs reparaissent, son ventre se ballonne, devient douloureux et M. Cadet de Gassicourt est appelé à le revoir deux mois après cette rechute, c'est-à-dire un an et demi après le début de la maladie. Il trouve tous les signes classiques d'une péritonite tuberculeuse à évolution lente et chronique : abdomen énorme, distendu par une collection de liquide très considérable, fluctuante en tous points. Pas de tumeur à la palpation.

Amaigrissement très marqué de la face et des membres. Jamais de fièvre. Les fonctions digestives sont assez défectueuses et le malade éprouve des alternatives de constipation et de diarrhée, avec prédominance de cette dernière.

En présence de cette rechute, que n'a pas arrêté un traitement médical bien dirigé, M. Cadet de Gassicourt juge une intervention chirurgicale nécessaire et le malade est adressé à M. Berger.

Le jeune C..., âgé de 14 ans, m'avait été adressé par le docteur Cadet de Gassicourt. Le ventre était le siège d'un épanchement ascitique énorme, gênant la respiration, au milieu duquel la palpation ne décelait aucune masse résistante, nulle part il n'y avait de sensation de tumeur ou de gâteau. L'amaigrissement était extrême, et le jeune malade réduit à l'état de squelette. Dans la poitrine existaient les signes manifestes de tuberculisation pulmonaire au début.

Laparotomie le 27 mai 1891, avec l'aide de M. le Dr Périer. — On évacue par l'incision un nombre considérable de litres de sérosité trouble ; on reconnaît aussitôt que l'épiploon, l'intestin, le péritoine pariétal sont couverts de granulations tuberculeuses miliaires.

On lave la cavité péritonéale avec une éponge imbibée de naphtol camphré et on referme le ventre.

Suites absolument nulles ; le seul incident est la désunion qui se fait vers le douzième jour, au niveau du tiers supérieur de l'incision, dans une petite étendue, et qui donne issue à une certaine quantité de liquide : il persiste, pendant trois semaines environ, en ce point, un orifice fistuleux qui se ferme un mois après l'opération.

L'opéré se lève au bout de cinq semaines ; il est engraissé. Le ventre est souple et nullement tendu ; on n'y sent aucune dureté ni aucune résistance anormale. Les signes physiques ont disparu de la poitrine. Le malade, quand il marche, a de la tendance à se pencher en avant. Revu au mois de novembre ; la guérison paraît confirmée.

Réflexions. — Nous voyons que, dans cette observation, la guérison a été complète. Le cas était cependant grave car la péritonite, sèche au début, s'est accompagnée quelques mois plus tard d'épanchement et de généralisation pulmonaire. La laparotomie fut pratiquée sans complication ; mais vers le douzième jour la suture de la paroi s'est désunie, a donné lieu à un trajet fistuleux qui ne s'est fermé qu'un mois après l'intervention. Dans

ce cas particulier la guérison fut complète et les signes
pulmonaires disparurent sans traitement spécial.

OBSERVATION II

Berger. In Aldibert.

La petite B..., âgée de 12 ans environ, m'a été adres-
sée par M. le D' Vosy, de Choisy-le-Roi, à l'occasion
de troubles digestifs, diarrhée, douleurs abdominales
existant depuis quelque temps ; on s'est aperçu de l'existence d'une tumeur intra-abdominale liquide qui paraît
enkystée. La circonscription parfaite, la forme globu-
leuse de la tumeur, le bombement de la paroi à ce niveau,
même un peu de mobilité apparente, enfin la présence
à gauche de la tumeur fluctuante d'une masse donnant
la sensation d'un gâteau polykystique feraient croire à
l'existence d'un kyste de l'ovaire ; mais le développement des veines de la paroi abdominale fait réserver
l'idée d'une péritonite enkystée.

L'état général est assez bon quoiqu'il se soit altéré
dans les derniers temps ; aucun signe de tuberculisation
dans la poitrine.

Laparotomie le 12 août, avec l'aide de M. le D' Périer.
— Aussitôt après l'incision de la paroi et d'un péritoine
pariétal énormément épaissi, on tombe dans une cavité
très vaste d'où s'écoule une grande quantité de liquide
trouble tenant en suspension des flocons. Le fond de
cette cavité est formé par les anses intestinales couvertes
de granulations et adhérentes entre elles à l'épiploon.

Ce dernier forme un énorme gâteau infiltré de tubercules ; c'est ce gâteau qui, avant l'opération, pouvait en imposer pour une tumeur solide. La cavité évacuée est lavée au naphtol camphré et l'incision abdominale est fermée par une suture à étages.

Ici encore la production d'une petite fistulette retarda la guérison qui d'ailleurs se fit sans autre incident. La petite malade reprit graduellement ses forces ; quand je la revis au mois de novembre, elle ne souffrait nullement du ventre et celui-ci présentait partout une consistance normale sans trace d'épanchement ni de tumeur appréciable. Le gâteau épiploïque avait totalement disparu.

La guérison s'est maintenue jusqu'à présent, ainsi que des nouvelles récentes permettent de l'affirmer.

Réflexions : Ici il n'y avait pas de localisations pulmonaires. Le cas était cependant grave puisqu'on constata de nombreux tubercules. Il se produit une fistule, comme dans le cas précédent, qui retarde la guérison. Cette guérison se fait complètement car le gâteau formé par l'épiploon malade disparut entièrement.

Voilà une première catégorie d'observations où la guérison est complète et où il y a tout lieu de croire qu'elle se maintiendra d'une façon définitive.

A ces premiers cas nous allons en opposer d'autres où la guérison est complète quoique les cas fussent compliqués de localisations thoraciques évidentes et où l'intervention est beaucoup plus simple.

OBSERVATION III (inédite)

Due à l'obligeance de M. Rendu

La malade a été présentée à la Société médicale des hôpitaux, le 27 octobre 1893. La guérison s'est maintenue et actuellement la malade est employée comme bonne dans une maison particulière où elle fait sans fatigue un service assez dur.

Augustine V..., âgée de vingt-cinq ans, est née dans le département de la Lozère, de parents sains, et a toujours eu une bonne santé.

En janvier dernier, elle est rentrée une première fois dans mon service pour un érythème noueux fébrile : c'était alors une femme robuste, vigoureusement musclée, ne présentant aucune trace suspecte. Elle resta une dizaine de jours dans ma salle et quitta l'hôpital en parfaite santé.

Je la perdis de vue pendant quatre mois, et quand elle revint me demander un lit, le quinze mai dernier, j'eus de la peine à la reconnaître, tant elle était changée. Pâle, amaigrie, fatiguée, elle était manifestement fort malade, et il suffisait de l'examiner quelques instants pour constater qu'elle avait une ascite considérable. L'abdomen proéminait comme celui d'une femme enceinte de sept à huit mois ; il était tendu et météorisé ; au-dessous de l'ombilic, on constatait une zone de matité circulaire, mobile suivant les déplacements imprimés à la malade, et l'on percevait, d'une façon évidente, la sensation de

flot indiquant un épanchement intrapéritonéal. Au-dessus
de l'ombilic, la palpation du ventre donnait une sensation
d'empâtement et d'induration mal définie dont les limites étaient indécises et diffuses. L'infiltration ne se bor-
nait pas à la cavité abdominale ; depuis quelques jours,
elle gagnait les membres inférieurs, qui étaient notable-
ment œdématiés.

On ne pouvait songer, ni à une maladie de cœur, ni
à une affection des reins : le cœur battait normalement
et les urines n'étaient pas albumineuses. Il ne pouvait pas
être question d'une cirrhose, le foie ne présentant aucune
modification appréciable dans son volume et n'étant pas
douloureux : d'ailleurs la malade n'offrait aucun des troubles fonctionnels de l'alcoolisme, et semblait véridique
quand elle affirmait qu'elle était sobre ; il n'était pas permis davantage de soupçonner chez elle la syphilis, dont
il n'existait point de trace.

Par exclusion, le diagnostic qui s'imposait était celui
d'une péritonite tuberculeuse. L'affection avait débuté
insidieusement depuis cinq semaines, caractérisée d'abord
par des troubles gastro-intestinaux, de l'inappétence, des
nausées, des alternatives de diarrhée et de constipation,
puis était venue la flatulence, d'abord passagère, ensuite
permanente : finalement l'abdomen s'était progressive-
ment distendu, en même temps qu'il devenait le siège
d'élancements sourds et d'une sensibilité anormale à la
pression.

Ce qui achevait de préciser la nature de l'affection,
c'est que les plèvres, chez cette malade, commençaient
à se prendre. On trouvait de la matité à la base du poumon gauche jusqu'à l'angle de l'omoplate, avec un affaiblissement du murmure vésiculaire et des vibrations tho-

raciques ; en ce point on entendait du souffle doux à timbre pleurétique, et de l'égophonie. A droite, l'épanchement thoracique était moins accentué mais commençait aussi à se produire ; le quart inférieur de la poitrine était mat à la percussion, et le bruit respiratoire affaibli. On n'entendait pas de souffle, mais la voix avait déjà le caractère chevrotant : il n'était donc pas douteux que les deux cavités pleurales ne fussent partiellement remplies de liquide, ce qui rendait la supposition d'une tuberculose diffusée aux séreuses extrêmement plausible.

Enfin, la rapidité avec laquelle s'était altérée la santé prouvait bien qu'il s'agissait d'une infection générale progressive, presque certainement de nature tuberculeuse. La malade, qui au mois de janvier pesait 145 livres, n'en pesait plus que 125 le 7 mai, elle avait donc perdu 10 kilogrammes en l'espace de quatre mois : depuis un mois chaque soir elle avait la fièvre et sa température oscillait entre 38 et 39 degrés.

L'examen des poumons ne permettait pas d'affirmer que la tuberculose eût déjà gagné les viscères : pourtant la respiration était rude au sommet droit, et la voix en ce point était retentissante. Toutefois, la malade toussait très peu et n'avait aucune expectoration.

D'après l'ensemble de ces symptômes, je n'hésitai pas à diagnostiquer une tuberculose péritonéale, vraisemblablement d'origine intestinale, et tendant à se propager aux plèvres. On sait, en effet, depuis les travaux de M. Godelier et ceux plus récents de notre collègue M. Fernet, que très souvent la plèvre gauche se prend consécutivement à la tuberculose péritonéale, probablement par infection bacillaire directe. De ce diagnostic découlait nécessairement un pronostic plus que réservé, surtout dans le doute où j'étais d'un commencement d'envahissement pulmonaire.

J'étais résolu de proposer à la malade, sans trop attendre, la laparotomie, le cas étant de ceux qui paraissaient favorables à la méthode. C'est en effet dans les formes de tuberculose péritonéale accompagnées d'ascite que l'intervention chirurgicale s'est montrée le plus souvent utile. Mais avant de recourir à ce moyen décisif, je me proposai d'abord d'évacuer par une ponction une partie du liquide péritonéal, puis d'injecter dans la séreuse un liquide antiseptique capable de modifier énergiquement la surface du péritoine. Je choisis le naphtol camphré, auquel la plupart des chirurgiens ont recours pour badigeonner les anses intestinales pendant la laparotomie.

Le 22 *mai*, huit jours après l'entrée de la malade, je retirai, par une ponction, 7 litres de sérosité claire, un peu verdâtre, très albumineuse, ayant en un mot les caractères des liquides ascitiques ordinaires.

Immédiatement après la ponction, j'injectai dans la canule qui était restée fixée à l'abdomen le contenu de cinq seringues de Pravaz de naphtol camphré pur, ce qui équivalait à une dose de près de 10 grammes de ce liquide. Cela fait, je retirai la canule, et laissai le naphtol se mélanger librement, dans la cavité péritonéale, avec le reste du liquide de l'ascite. La malade fut soigneusement bandée, le ventre recouvert d'ouate, et je lui fis prendre une potion opiacée pour diminuer les douleurs que je supposais devoir se produire.

Les suites de cette opération furent relativement simples. Il y eut tout d'abord, comme je le prévoyais, un certain degré d'irritation péritonéale caractérisée par des douleurs sourdes de l'abdomen et des coliques intestinales intermittentes non accompagnées de diarrhée.

Le lendemain soir, le thermomètre monta à 39°,6 : ce fut la plus haute température observée. Le surlendemain, 24 mai, la malade était agitée, se plaignant de nausées et de douleurs abdominales : le 26, elle eut un vomissement et un peu de diarrhée ; mais la température était retombée à 38 degrés et l'état général était bon. Les jours suivants, l'appétit revint, et la fièvre tomba définitivement.

Localement, les symptômes abdominaux furent des plus bénins. Il n'y eut jamais, même pendant les quarante-huit premières heures, de tympanite notable ; tout se borna à de la sensibilité au toucher, et à des douleurs spontanées quand se contractaient les anses intestinales. L'ascite ne se reproduisit pas, et huit jours après l'injection naphtolée, il devint manifeste que l'épanchement avait très sensiblement diminué. Par contre, tout l'abdomen, mais surtout la partie susombilicale, donnait à la palpation la sensation d'une rénitence diffuse, produite par des anses intestinales agglutinées et par le foie volumineux : d'exsudative la péritonite était devenue adhésive.

Le 5 *juin*, il n'y avait plus trace de liquide dans les fosses iliaques : par contre, tout le ventre était empâté et donnait la sensation bien connue d'un gâteau péritonéal diffus.

Dix jours plus tard, on commençait à percevoir plus de souplesse dans la région hypogastrique et sous-ombilicale : mais toute la région hépatique et gastrique était remplie par une masse diffuse, inégale et bosselée, qui semblait constituée par l'épiploon épaissi et induré.

Le 1er *juillet*, le gâteau épiploïque s'était manifeste-

ment rétracté, et le foie était moins volumineux : néanmoins l'empâtement était encore très considérable, et il
paraissait peu probable qu'il dût se résorber ultérieure-
ment. L'ascite n'avait pas reparu, et les anses intestinales au-dessous de l'ombilic avaient recouvré toute leur
mobilité.

Pendant la seconde quinzaine de juin, la malade eut
un peu de diarrhée qui la fatigua et pour laquelle on
dut recourir à des lavements opiacés. Il y eut un temps
d'arrêt dans la guérison, mais localement, les conditions
de l'abdomen continuèrent à s'améliorer.

Le 15 *juillet*, la malade était franchement en convalescence, elle avait retrouvé son appétit, ses digestions
étaient régulières, le ventre était complètement indolent
et l'induration épiploïque avait très sensiblement diminué.

Le 25 *juillet*, on sentait encore un petit noyau gros
comme une noix environ, étalé au-devant de l'estomac,
et qui était le vestige de l'induration considérable constatée les semaines précédentes.

Ce noyau a fini lui-même par disparaître et le 15
août il n'en restait plus de traces. Depuis lors, l'abdomen
a retrouvé toute sa souplesse et il serait impossible au-
jourd'hui de soupçonner qu'il a été le siège d'une péritonite exsudative, puis adhésive, aussi étendue.

Un travail parallèle de résorption s'est opéré du côté
de la plèvre. Huit jours après la ponction et l'injection
naphtolée, l'épanchement de la plèvre droite avait complètement disparu ; celui de gauche était manifestement
moindre ; il n'était plus question, bien entendu, de l'œdème
des jambes, il avait été le premier à se résorber.

Le 15 *juin*, il n'y avait plus, à gauche de la poitrine,

ni souffle, ni égophonie, la respiration restait encore faible et voilée.

A la fin du mois, toute trace de l'épanchement pleural, aussi bien à gauche qu'à droite, avait cessé d'être perceptible. Depuis lors, jamais la poitrine n'a fourni un symptôme suspect, et la respiration s'entend partout de la façon la plus normale.

Il est intéressant de mettre en regard de l'amélioration locale les progrès accomplis dans la nutrition générale.

Le *15 mai*, à son entrée la malade pesait 125 livres, en perte de 20 livres depuis le mois de janvier.

Le *22 mai*, on la ponctionne et on retire près de 7 litres de sérosité. Pesée neuf jours après (le 31), dès que l'irritation péritonéale eut cessé de se faire sentir, la malade ne pesait plus que 114 livres.

Le 8 juin, on la pèse de nouveau. Elle a gagné un kilogramme et pèse 116 livres. Il semble que la convalescence doive marcher vite.

Il n'en est rien : pendant tout le mois de juin, malgré la disparition progressive de l'ascite et des épanchements pleuraux, les fonctions digestives restent languissantes et la malade a de la diarrhée dans la seconde quinzaine du mois, aussi notons-nous une déperdition progressive : le 17 juin 115 livres; le 1ᵉʳ juillet 114 livres comme le 22 mai.

Le mois de juillet, au contraire, marque le réveil des fonctions digestives et le début franc de la convalescence.

Le 10 juillet elle a gagné 1 kilogramme (116 livres); le 18 un autre kilogramme (118 livres) ; le 24 juillet, 1 kilogr. 1/2 (121). Le 2 août, elle est à 124 livres, et atteint le 11 août 126 livres.

Depuis, la malade se maintient à un poids presque

uniforme qui oscille entre 128 et 130 livres. Voici deux mois que je la garde dans le service, en observation, et je n'ai constaté aucune altération de sa santé générale, aucun symptôme qui puisse faire redouter un retour offensif de la tuberculose. L'état de l'abdomen, particulièrement, est tout à fait celui d'une personne en parfaite santé : il ne reste ni induration, ni adhérences appréciables, ni flatulence, ni douleur à la pression, la guérison paraît complète, au moins pour le moment. En matière de tuberculose, il est imprudent de préjuger de l'avenir.

Réflexion. — Dans ce cas la guérison a été complète et l'épanchement pleural manifestement d'origine tuberculeuse a été guéri sants intervention particulière.

OBSERVATION IV (inédite)

Recueillie dans le service de M. Rendu et due à l'obligeance de M. Le Masson, externe.

La nommée G..., Rosina, âgée de 16 ans, blanchisseuse, entrée le 11 décembre 1893, salle Delpech, n° 28, dans le service de M. Rendu.

La malade entre à l'hôpital pour un développement considérable du ventre. Les débuts semblent remonter à environ deux mois. A cette époque la malade s'aperçoit qu'elle a le ventre un peu gros, qu'elle éprouve de la gêne à mettre son corset.

Elle consulte pour ce fait un médecin de Boulogne qui lui prescrit de l'huile de foie de morue et des toniques.

Le développement actuel du ventre s'est produit brus-
quement, au dire de la malade, il y a quinze jours. Le
médecin, consulté de nouveau, lui conseille d'entrer à
l'hôpital.

Antécédents. — Elle n'a pas d'antécédents héréditaires,
elle n'a jamais été malade. Jusqu'à l'année dernière, elle
a habité l'Italie ; sa santé y était excellente.

Elle semble s'être assez mal acclimatée en France,
tousse un peu surtout depuis qu'elle a « un gros ventre ».

Elle n'a jamais eu d'hémoptysie, mais elle a maigri et
a des sueurs nocturnes. Elle n'est pas encore réglée ;
elle a quelquefois un peu de leucorrhée.

Actuellement la malade n'éprouve aucune douleur abdominale. Elle se plaint seulement d'un peu de gêne pour
respirer, provenant du développement considérable de
l'abdomen.

Celui-ci présente les signes d'une ascite. Le palper
ne révèle la présence d'aucune tumeur ; le liquide rem-
plit toute la zone ombilicale.

La ligne de matité supérieure est représentée par une
ligne courbe à concavité supérieure regardant l'ombilic.
Elle se déplace avec le liquide quand on fait coucher la
malade sur le côté.

La fluctuation est nette ; il n'y a aucune bosselure qui
puisse faire croire à des cloisonnements.

Cette ascite est la conséquence d'une péritonite tuberculeuse.

A noter aussi un commencement de circulation abdominale supplémentaire.

Appareil digestif. — Pas de troubles dyspeptiques,
pas de vomissements ; inappétence, mais digestions
régulières.

Pas de diarrhée, ni de constipation : le foie n'est pas douloureux. Rate difficile à déterminer à cause de l'ascite.

Appareil respiratoire. — La malade à des sueurs nocturnes, maigrit et tousse, depuis quelque temps, surtout depuis le début de l'ascite, elle n'a jamais eu d'hémoptysies.

Au point de vue sthétoscopique l'intégrité de l'appareil respiratoire semble parfaite. On ne trouve aucun signe de tuberculose dans les fosses sus et sous-épineuses.

Pas trace d'épanchement pleural ; tympanisme de la partie supérieure du thorax.

Appareil circulatoire. — Le pouls est régulier, le cœur n'est pas hypertrophié. La pointe bat dans le cinquième espace intercostal, à droite et un peu au-dessous du mamelon.

Pas de frémissement cataire, pas d'arythmie, les deux bruits sont un peu rapides mais bien frappés.

Aucune lésion ni mitrate ni aortique. Pas de souffle anémique ni extra-cardiaque.

Système nerveux. — La malade est un peu nerveuse, abolition du reflexe pharyngien. Pas de troubles de la motilité ni de la sensibilité. Urines normales.

Traitement. — Vin de quinquina ; teinture de noix vomique : dix gouttes.

16 décembre. Paracentèse. Avant la ponction, aspiration avec la seringue de Debove d'une certaine quantité du liquide de l'ascite. Injection dans le péritoine de deux cobayes à l'un cinq centimètres cubes, à l'autre dix.

Ponction avec le trocart ordinaire. On retire six litres d'un liquide franchement ascitique ; sérosité jaune citrin non purulente.

Lorsque le liquide est évacué, injection par la canule

du trocart de cinq centimètres cubes de *naphtol camphré*.

17 décembre. Aucune réaction dans l'après-midi après l'injection du naphtol camphré. Pas de douleurs ni fièvre. Nuit très calme. Le matin état général excellent. Le ventre est seulement un peu douloureux à la palpation sur la ligne médiane.

18 décembre. On trouve à l'auscultation un affaiblissement du murmure vésiculaire dans le tiers inférieur du poumon gauche. Au même niveau un peu de matité ; pas d'égophonie, à l'abdomen un peu de matité dans le tiers inférieur.

Pour la première fois la température atteint le soir 38 degrés 2.

Teinture d'iode.

19 décembre. Râles de bronchite dispersés dans les deux poumons. La diminution du murmure vésiculaire est moins sensible.

On sent dans la région abdominale supérieure, au-dessous de la grande courbure de l'estomac, un *empâtement* qui existait déjà le 16 et qui résulte probablement d'un épaississement du grand épiploon. Température vespérale 38 degrés 2.

21 décembre. Disparition complète de l'ascite. Nombreuses vergetures. Très bon état général. A noter seulement une tachycardie manifeste qui persiste pendant plusieurs jours (120 pulsations).

Température vespérale 37 degrés 4.

30 décembre. La convalescence se continue très régulière. La malade se lève tous les jours et mange avec appétit. Les signes sthétoscopiques ont considérablement diminué. — Apyréxie.

Le 20 janvier 1894. L'état général est excellent ; la malade ne tousse plus et n'a plus de sueurs nocturnes. Son appétit et ses fonctions digestives sont excellents.

On ne trouve pas traces d'ascite.

Il reste un léger empâtement de l'épiploon qui, selon toute probabilité, disparaîtra complètement comme dans le cas précédent.

L'état de l'appareil respiratoire n'est pas moins satisfaisant, c'est à peine si on observe encore une petite diminution du bruit respiratoire à la base gauche.

La guérison semble donc complète et si on garde encore la malade c'est pour mieux l'observer.

Le cobaye auquel on avait injecté dix centimètres cubes a d'abord engraissé. Au vingtième jour de l'injection son poids était de 500 grammes.

A partir de ce moment amaigrissement progressif : le vingt-huitième jour, poids = 400 grammes.

Le vingt-neuvième jour mort de l'animal. L'autopsie pratiquée permet de constater les faits suivants :

Liquide ascitique peu abondant. Tubercules nombreux dans tout le péritoine, autour de la rate, dans le foie, sur le mésentère.

Rien dans le petit bassin ni dans le thorax.

En deux points sur les psoas iliaques les tubercules confluents forment deux masses de la grosseur d'une lentille. Ces masses sont caséeuses et ont de la tendance à se ramollir.

Réflexions. Comme dans le cas précédent il y avait des complications pulmonaires manifestes, qui n'ont pas tardé à bénéficier de l'intervention dirigée contre la lésion péritonéale. De plus, le contrôle expérimental est venu confirmer le diagnostic et démontrer l'intensité de la virulence du liquide ascitique : le cobaye inoculé avec dix centimètres cubes a succombé dans l'espace de vingt-neuf jours.

En même temps on avait injecté, dans le péritoine d'un second cobaye, six centimètres cubes de liquide ascitique : cinquante jours après le cobaye vivant avait augmenté de poids. Ceci prouve que l'inoculation négative n'a pas de valeur absolue, qu'on doit toujours inoculer plusieurs animaux et avec une assez grande quantité de liquide.

En résumé, dans ces quatre observations il y a eu quatre guérisons : deux fois on a eu recours à la laparotomie, deux fois à une intervention plus simple, ponction suivie d'injection modificatrice. La guérison complète et absolue, malgré les complications pulmonaires existantes, eût été, suivant nous, obtenue dans tous les cas par un traitement simple, auquel, à moins d'échec, on devra toujours se borner.

La laparotomie nous paraît présenter plusieurs inconvénients : elle exige la chloroformisation chez des malades porteurs de lésions pulmonaires, un opérateur habitué à ces sortes d'interventions, des aides rompus à toutes les pratiques de l'antiseptie, une instrumentation compliquée dont l'antiseptie est des plus difficiles à surveiller.

Les malades ainsi traités sont immobilisés un certain nombre de jours et doivent guérir d'abord de leur intervention, avant de guérir de leur maladie.

Les malades ponctionnés, au contraire, n'ont aucunement besoin du régime spécial des opérés. Ils peuvent se lever dès le lendemain de leur ponction et ne courent aucun risque du fait de leur traitement.

On comprendra l'importance de ces avantages pour des malades dont l'hygiène doit être rigoureuse, qui doivent vivre surtout au grand air et rester le moins longtemps possible dans une salle de malades, dont l'air est chargé de tous les germes infectieux.

Nous devons donc admettre que, dans toutes les formes ascitiques de tuberculose péritonéale, on devra recourir d'abord à la ponction, suivie d'injection de naphtol camphré, avant d'en arriver à des moyens plus compliqués et plus dangereux.

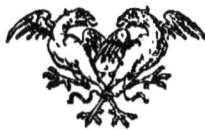

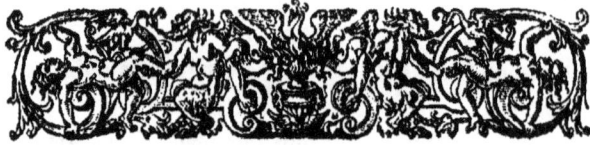

CHAPITRE IV

MANUEL OPÉRATOIRE

A. — DU NAPHTOL CAMPHRÉ

Avant de dire comment on doit mettre en usage le procédé que nous conseillons, nous pensons qu'il est utile de donner quelques détails sur le médicament de notre choix et pourquoi nous le préférons.

Une seule substance peut être mise en parallèle avec lui, c'est l'iodoforme. En supposant que cet agent thérapeutique eût, à quantité égale, les mêmes vertus que le naphtol camphré, on ne pourrait songer à l'employer aux doses qu'il convient pour traiter la tuberculose péritonéale. On aurait, en effet, à craindre l'intoxication iodoformée qui se traduit par de la somnolence, de l'anesthésie, des vomissements incoercibles, etc.

Obtenu, pour la première fois en 1888 par M. Déses-

quelle, le naphtol camphré se prépare en pulvérisant
finement et séparément une partie de naphtol et deux
parties de camphre. On mélange les deux substances et
on chauffe doucement jusqu'à fusion complète pour ac-
tiver la réaction. On filtre et on conserve dans des fla-
cons jaunes hermétiquement bouchés (1).

On obtient ainsi un liquide onctueux, incolore, *s'il est
pur*, mais se colorant s'il contient la moindre trace de
substance étrangère. Insoluble dans l'eau, très soluble
au contraire dans les huiles fixes et volatiles, l'alcool,
l'éther, le chloroforme, etc. (Désesquelle). Il dissout
l'iode, l'analgésine, des alcaloïdes : quinine, cocaïne,
etc., le chloral, etc.

Ce médicament fut employé, aussitôt après sa découverte, dans le service de M. Périer où les résultats qu'il
donna comme antiseptique furent remarquables.

C'est surtout dans les lésions tuberculeuses qu'il pro-
duisit des effets excellents et principalement dans les
cas de tuberculoses locales (buccales, pharyngées, la-
ryngées, dans la tuberculose osseuse et articulaire, dans
les tuberculoses ganglionnaires, etc.).

On sait qu'il est moins toxique que l'iodoforme tout
en étant plus antiseptique.

On a cité tout récemment des cas d'intoxications gra-
ves par ce médicament mais on avait donné des doses

(1) Voir David, *Th. de Paris*, 1890-1891.

considérables : 45 grammes dans le cas de M. Calot (de Berck) (Société de chirurgie, 5 juillet 1893) et 50 grammes dans le cas de M. Ménard (de Berck) (Société de chirurgie, même séance).

Ainsi que nous le verrons plus loin, il est bien inutile d'employer des doses si élevées et par conséquent on n'a rien à craindre à ce point de vue.

Le naphtol camphré est supérieur à tous les antiseptiques solubles, surtout dans notre cas particulier, parce qu'il s'élimine lentement et peut agir localement longtemps, sans provoquer de nécrose ni d'empoisonnement.

Il agirait aussi, non seulement comme antiseptique local, mais aussi comme antiseptique général ; il passe, en effet, directement dans la circulation sans passer par le foie qui diminue le pouvoir antiseptique des substances qui le traversent.

Après les injections intra-cavitaires les malades peuvent éprouver dans la bouche un goût de camphre qui persiste deux ou trois jours.

Il est éliminé lentement par des urines à l'état de combinaisons et aussi à l'état libre.

B. — TECHNIQUE OPÉRATOIRE

Une fois l'ascite tuberculeuse dûment constatée on peut, avons-nous dit, avant de recourir à une intervention chirurgicale grave, qu'on aurait toujours le temps de pratiquer en cas d'insuccès, employer une méthode simple. Cette méthode consiste à évacuer le liquide épanché dans le péritoine et à instiller ensuite du naphtol camphré.

Comme instrumentation il suffit de posséder un trocart ordinaire de Reybard, une seringue de Pravaz, du naphtol camphré pur, une solution antiseptique pour nettoyer la région où l'on ponctionne.

Après avoir soigneusement lavé, avec une solution antiseptique quelconque, un point situé environ à égale distance de l'ombilic et de l'épine iliaque antéro-supérieure, dans lequel on ne voit pas de veine dilatée, on pratique, à l'aide du trocart parfaitement flambé, la paracentèse.

On laisse écouler le liquide jusqu'à ce qu'il n'en reste qu'une quantité minime, presque nulle. A ce moment de l'opération, on injecte dans la cavité péritonéale, par la canule laissée en place, le contenu de cinq seringues de Pravaz de naphtol camphré. On retire aussitôt la canule et on oblitère le pertuis à l'aide d'un peu d'ouate aseptique et de collodion.

Les phénomènes consécutifs sont des plus simples. Le naphtol camphré, sous l'action des mouvements péristaltiques et antipéristaltiques des intestins, est promené dans tous les sens et peut exercer ainsi, d'une façon directe, son action modificatrice sur tous les points lésés.

Les malades qui ont subi ce traitement n'ont accusé que des douleurs insignifiantes dans les quelques heures

qui ont suivi l'intervention. C'est à peine si les jours
suivants le ventre est encore sensible à la palpation et si
la température dépasse la normale : dans nos cas nous
l'avons vue monter, le troisième et le quatrième jours, à
38° 2 et une fois à 39°.

A noter aussi, dans les premiers jours qui suivent,
l'apparition d'une petite quantité d'ascite qui ne tarde pas
à disparaître d'une façon définitive.

Les suites éloignées sont des plus simples. Quand la
légère réaction péritonéale a disparu, et que le ventre
est redevenu souple, on sent des masses empâtées, for-
mées probablement par des néo-membranes et l'épiploon
épaissi.

Ces masses persistent pendant un temps assez long
mais diminuent journellement, si bien que l'abdomen, au
bout de deux mois environ, est devenu souple dans toute
son étendue et que nulle part on ne retrouve ni gâteau
ni masse intestinale empâtée.

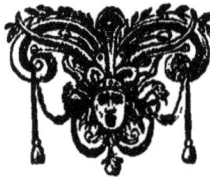

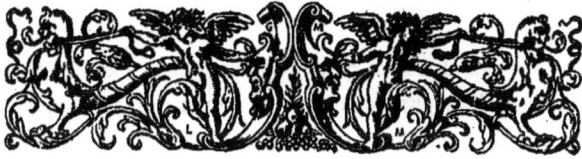

CHAPITRE V

FORMES SÈCHES

Si nous nous occupons de cette forme, qui n'est pas l'objet principal de notre travail, c'est pour être complet. Ce n'est pas dans ces cas, en effet, qu'il est possible d'appliquer la méthode que nous préconisons. D'autre part, les observations où le naphtol camphré a été employé, avec ouverture préalable de l'abdomen, sont encore rares à notre connaissance.

Les succès obtenus, d'une façon générale, dans les formes sèches, grâce à la laparotomie, avec ou sans emploi d'un agent modificateur, sont bien moins nombreux que dans la forme ascitique. D'après la statistique d'Aldibert, ainsi que l'on doit s'y attendre, les résultats sont plus favorables chez l'enfant que chez l'adulte. La moyenne des guérisons définitives pour l'enfant serait de 60 o/o alors qu'elle n'est que de 30, 7 o/o pour l'adulte.

Il n'est pas douteux qu'ici, comme dans l'ascite tuberculeuse, le naphtol camphré ne donne des avantages et contribue à augmenter le total des guérisons. Cependant, on ne peut espérer beaucoup plus, parce que le médicament ne peut être appliqué sur toutes les surfaces du péritoine ou de l'intestin qui présentent des lésions tuberculeuses. On sait, en effet, combien, dans ces cas, il est difficile de détruire les adhérences qui unissent les différents organes de la cavité péritonéale et par suite l'impossibilité d'agir d'une façon directe sur le mal.

Au contraire, dans l'ascite tuberculeuse, après son évacuation et l'instillation de l'agent modificateur, les mouvements péristaltiques de l'intestin se chargent de promener partout sur tous les points malades le liquide antiseptique.

Ce qui vient encore ajouter à ces mauvaises conditions dans la forme sèche, ce sont les dangers auxquels expose l'intervention chirurgicale d'une façon immédiate quelquefois. Le premier de tous, celui que l'on doit toujours craindre et redouter le plus quand on opère, c'est la perforation de l'intestin toujours adhérent directement ou par l'intermédiaire de l'épiploon au péritoine pariétal.

Si le travail de libération des anses intestinales entre elles, ou avec le péritoine, n'est pas fait avec beaucoup de douceur, on peut voir des perforations intestinales secondaires se produire qui entraînent bien entendu la mort d'une façon rapide, ou dans les cas plus heureux un abcès s'ouvrant au dehors et suivi d'une fistule pyo-stercorale.

Il suffit d'avoir vu opérer plusieurs de ces cas de péri-tonite sèche avec adhérences généralisées pour compren-dre combien il est difficile de reconnaître les anses intes-tinales et l'épiploon lui-même quand on fait l'incision de la paroi abdominale.

On arrive, en effet, sur le feuillet pariétal du péritoine, qu'il est le plus souvent très difficile d'isoler et après on tombe le plus souvent sur un magna informe dans lequel il est difficile de voir ce qui appartient à l'intestin, à l'é-piploon ou aux neo-membranes.

Les anses intestinales sont contournées dans tous les sens, amincies par places, épaissies en d'autres points, et quand on a libéré un bout d'intestin on arrive souvent à le perforer, même avec les doigts en voulant rompre les adhérences sur une plus grande étendue.

On comprend que, dans ces conditions, l'intervention soit souvent incomplète et que le chirurgien soit obligé de refermer l'abdomen sans avoir obtenu une libération complète de l'intestin. Il doit donc confier à un agent modificateur, introduit dans le péritoine, le soin de par-faire un travail que lui-même n'a pu qu'ébaucher.

Le naphtol camphré nous paraît être un des médica-ments les plus précieux dans ces cas : son action, nous ne nous chargeons pas de l'expliquer, mais elle est certai-nement très avantageuse ainsi que le témoigne l'observa-tion suivante.

OBSERVATION V

Picqué et Orillard (In Bulletins Société de chirurgie
1893, page 538).

*Tuberculose du péritoine et des ganglions mésentériques. —
Laparotomie. — Guérison. — Plus tard, phlegmon large du
cou. — Mort. — Autopsie faisant constater la guérison
presque complète de la tuberculose péritonéale.*

La nommée X...., couturière, âgée de 30 ans, entre
le 16 mars 1893 à l'hôpital Lariboisière, dans le service
de M. le docteur Périer, suppléé par M. Picqué.

C'est une femme petite, amaigrie, dont les antécédents
héréditaires sont à peu près nuls : son père est mort d'affection intestinale ; sa mère a 68 ans et est bien portante. Elle a perdu un père de quarante ans de paralysie (?) ;
deux sœurs bien portantes.

Bien portante jusqu'à l'âge de 11 ans, elle eut à cette
époque une fièvre typhoïde et eut ses premières règles
pendant la convalescence de cette maladie. Depuis ses
époques sont venues régulièrement, mais très peu abondantes chaque fois ; dans leur intervalle, la malade avait
presque constamment des pertes abondantes blanches.

Assez sujette à s'enrhumer, elle fut à peu près bien portante jusqu'à l'âge de 24 ans, époque à laquelle elle se
maria. Elle eut trois grossesses.

La première, à l'âge de 25 ans ; accouchement normal
à terme ; elle reste quinze jours au lit, nourrit et a son
retour de couches cinq mois après.

La seconde, à l'âge de 27 ans ; accouchement et suites de couches normaux ; elle reste douze jours au lit, nourrit et a son retour de couches cinq mois après.

La troisième, à l'âge de 27 ans (juin 1892) ; accouchement normal. Elle ne nourrit pas et est forcée de faire trois mois de séjour au lit pour une attaque de rhumatisme articulaire aigu. Son enfant meurt à l'âge de trois mois et demi.

En 1891, par conséquent entre sa seconde et sa troisième grossesses, elle entre à l'hôpital Saint-Antoine pour une tumeur non douloureuse siégeant du côté gauche de l'abdomen. Elle fut examinée fréquemment pendant son séjour à l'hôpital et l'on pensa devant elle à un rein flottant.

En même temps que cette tumeur, étaient apparus des phénomènes dyspeptiques : c'étaient des nausées, des vomissements, qui survenaient irrégulièrement d'ailleurs, plus ou moins longtemps après avoir mangé.

Elle sort de Saint-Antoine parce qu'on ne l'opérait pas et reste pendant deux mois malade chez elle, souffrant de ces mêmes symptômes dyspeptiques qui s'accompagnèrent dès ce moment de douleurs dans le ventre. De plus elle commença à perdre ses forces et à s'amaigrir. Sur ces entrefaites survient sa troisième grossesse.

En janvier 1893, les douleurs de ventre deviennent beaucoup plus vives et les vomissements plus abondants et plus fréquents ; elle semble même avoir eu à ce moment du méloena à deux ou trois reprises différentes. Quoi qu'il en soit, au bout d'un mois de séjour au lit, elle s'aperçoit en se relevant que la tumeur qui existait seulement à gauche avait beaucoup augmenté, occupant alors la ligne médiane et aussi le côté droit.

Voyant que son état général allait en s'aggravant, elle se décide à entrer de nouveau à l'hôpital.

L'examen des différents appareils donne les renseignements suivants :

1° *Appareil digestif.* — Il y a de l'anorexie très marquée principalement pour la viande et les graisses. Une fois l'estomac rempli par les aliments, la malade est prise de crampes excessivement douloureuses qui se continuent sans cesse ni diminuer jusqu'à ce que le vomissement arrive. Jamais cependant la moindre trace d'hématémèse.

Le plus souvent la malade présente de la diarrhée entrecoupée rarement par quelques jours de constipation.

Le foie est normal et non douloureux. L'abdomen est dur, tendu ; il y a du tympanisme et peut-être un peu d'ascite, mais en très petite quantité. La palpation est douloureuse dans toute la région ombilicale où l'on arrive sur une masse irrégulière, bosselée, peu mobile, siégeant dans sa plus grande partie sur la ligne médiane, mais occupant aussi une partie des hypochondres et des fosses iliaques. Latéralement elle n'est plus perçue, ses limites latérales étant peu nettes. Les limites supérieure et inférieure sont également impossibles à établir. Elle est douloureuse à la palpation et lorsqu'on pratique cet examen on se rend parfaitement compte qu'il y a entre elle et la paroi abdominale des anses intestinales interposées ; du reste, il y a de la sonorité partout au-devant d'elle.

2° *Appareil génito-urinaire.* — Si l'on vient à faire le toucher vaginal, on sent un utérus absolument atrophié, très mobile et non douloureux ; les urines sont également normales. D'une façon évidente, la tumeur abdominale est indépendante des organes génitaux.

La malade n'a jamais revu ses règles depuis sa dernière grossesse (1891); elle perd presque constamment en blanc.

Les urines sont normales et ne contiennent ni sucre ni albumine.

Les reins ne sont pas douloureux, sont absolument à leur place et non augmentés de volume.

3° *Appareil respiratoire.* — La malade se plaint de tousser, mais d'une façon assez irrégulière; elle ne crache pas et n'a pas d'oppression. L'examen physique des poumons fait percevoir un peu de submatité et de douleur à la pression dans le creux sous-claviculaire du côté gauche; l'auscultation normale partout ailleurs fait entendre à ce niveau une respiration affaiblie.

4° *Appareil circulatoire.* — Jamais d'hémorragie. Cœur normal sans aucun bruit surajouté. Elle se plaint de ce que ses jambes enflent lorsqu'elle reste longtemps debout; ce phénomène est plus fréquent et plus marqué à gauche.

5° *Appareil nerveux.* — Le sommeil est agité et interrompu par des sueurs abondantes surtout au niveau de la face.

6° *Appareil lymphatique.* — La rate et le corps thyroïde sont normaux. On trouve au cou ou dans l'aine de la malade de nombreux ganglions durs, hypertrophiés, roulant sous le doigt et non douloureux.

M. Picqué, en procédant par exclusion, arrive au diagnostic probable de péritonite tuberculeuse avec masse ganglionnaire rétro-mésentérique.

Après un traitement général reconstituant et sur les instances mêmes de la malade, qui demandait un soulagement à ses douleurs abdominales, on propose la laparotomie exploratrice, qui est acceptée et pratiquée le 12 avril.

Incision de la paroi abdominale sur la ligne blanche. Le péritoine une fois ouvert, il s'écoule la valeur d'un verre environ de liquide séreux jaunâtre. La séreuse pariétale est absolument tapissée par de nombreux tubercules et est très congestionnée ; il en est d'ailleurs de même pour la séreuse viscérale. En arrière des anses intestinales, dans l'épaisseur du mésentère, existe la tumeur sentie par l'examen. Elle est composée par les ganglions mésentériques considérablement hypertrophiés et adhérents les uns aux autres. Ces lésions se retrouvent non seulement au niveau de l'insertion du mésentère à la colonne vertébrale, mais aussi entre ses deux feuillets près de l'insertion à l'intestin. Cette constatation faite, on pratique un nettoyage soigné de la séreuse au moyen d'éponges imbibées de naphtol camphré ; suture à triple étage de la paroi sans drainage.

Les suites furent simples et ne présentèrent rien à signaler. Après avoir souffert pendant les premiers jours, la malade vit peu à peu ses douleurs abdominales disparaître et put commencer à se lever le vingtième jour. Elle quitta l'hôpital le 7 mai.

Elle revint le 19 mai à Lariboisière, demandant de nouveau à entrer pour un phlegmon large du cou. Interrogée sur les suites de sa laparotomie, elle raconta qu'elle avait été *très soulagée*, qu'elle ne souffrait plus du ventre et qu'à part quelques vomissements qui s'étaient reproduits plusieurs fois, elle avait été très améliorée. Et de fait, en réexaminant la tumeur abdominale, on s'apercevait qu'elle avait diminué d'au moins les deux tiers : la palpation en était aussi beaucoup moins douloureuse. Le phlegmon du cou s'étendait sur le sterno-mastoïdien du côté droit et en bas allait jusque dans le tissu cellulaire sous-cutané, au niveau de l'insertion inférieure du muscle. Il fut largement incisé, mais il existait un sphacèle étendu. Les accidents infectieux continuèrent et la malade succomba le 30 mai.

Autopsie. — L'autopsie fut pratiquée vingt-quatre heures après la mort. A l'ouverture de l'abdomen, on trouve au niveau de la suture les deux surgets à la soie placés sur le péritoine et sur les muscles lors de la laparotomie. Ils sont absolument comme s'ils venaient d'être placés et n'ont déterminé autour d'eux aucune inflammation. L'abdomen ouvert, il ne s'écoule aucun liquide. Quelques anses intestinales et l'épiploon sont unis lâchement à la paroi abdominale, au niveau de la cicatrice. La séreuse viscérale n'est pas du tout congestionnée ; elle a sa couleur grise normale ; il est impossible de retrouver trace sur elle des nombreux tubercules constatés *de visu* lors de la laparotomie. Il en est de même sur le péritoine pariétal, ainsi que sur le mésentère. Ce n'est qu'avec la plus grande attention qu'il est possible d'en retrouver quelques-uns au niveau de l'extrémité inférieure de la face gauche du mésentère. Ils occupent là une région grande comme une pièce de cinq francs. On en retrouve également un peu plus nombreux sur le feuillet antérieur de l'épiploon gastro-hépatique. Partout ailleurs il est absolument impossible d'en retrouver la moindre trace.

La tumeur rétro-mésentérique a également énormément diminué de volume, ainsi qu'on avait pu s'en ren-

4

dre compte lors du nouvel examen. Elle qui, avant la laparotomie était presque en contact avec la paroi abdominale antérieure, forme actuellement avec la paroi postérieure une saillie peu considérable; autant qu'il est possible de l'apprécier, elle semble avoir au moins diminué des deux tiers. La coupe de cette masse montre qu'elle est exclusivement composée des ganglions considérablement hypertrophiés et dégénérés. La plupart sont caséeux, soit en totalité, soit seulement en certaines de leurs parties.

L'intestin fendu sur toute sa longueur est congestionné par places, mais ne présente pas la moindre ulcération.

Les organes génitaux sont normaux et n'offrent rien à signaler.

Le foie est volumineux, a l'aspect d'un foie gras; il pèse 2 kg. 300. Pas de calculs biliaires. La rate est normale, ainsi que les reins qui n'offrent rien à signaler.

Au niveau du cou, du côté droit, on trouve, au-dessous du sterno-mastoïdien, un large foyer remontant en haut jusque dans l'espace maxillo-pharyngien et s'arrêtant en bas sur la peau au niveau de la deuxième côte. Le muscle lui-même est infiltré de pus. En bas, l'infiltration purulente n'a pas pénétré dans le tissu cellulaire du médiastin.

La plèvre gauche contient environ un demi-litre de liquide purulent tout à fait récent. On trouve dans le poumon gauche quelques tubercules dont la plupart sont crétacés. Ce sont eux qui donnaient les légers signes constatés à l'auscultation. A la base de ce même poumon, il y a de petits noyaux de broncho-pneumonie.

Le cœur est normal.

Réflexions. — Cette observation est intéressante à beaucoup de points de vue. Nous ne voulons pas la discuter
en détail. Nous ferons remarquer seulement que l'intervention, là comme dans toutes les formes sèches, avait
été incomplète et que cependant, quand la mort survint,
plusieurs semaines après l'opération, toutes les lésions
abdominales, intestinales ou ganglionnaires avaient subi
de notables modifications et étaient en voie de guérison
très marquée. Ces résultats favorables étaient dus pour
une part à l'intervention seule, mais aussi pour une large
part, croyons-nous, au naphtol camphré qui avait eu
une action modificatrice des plus puissantes.

A la suite de cette observation nous en rapporterons
deux autres qui ont été brièvement résumées par M. Berger à la séance de la Société de Chirurgie du 11 octobre
1893.

OBSERVATION VI

Berger (*Résumé*)

Chez ce malade l'intervention était rendue nécessaire
par des phénomènes d'obstruction intestinale; la laparotomie permit de constater un épaississement énorme du
péritoine; l'intestin était adhérent au péritoine pariétal,
ces adhérences furent décollées dans presque toute leur
étendue, sauf au niveau de la région hypogastrique, où
elles étaient trop intimes; il n'y avait aucune trace de

liquide. Après un attouchement des parois avec le naphtol camphré, l'abdomen fut refermé; il n'y eut pas d'accidents, mais la mort survint au dixième ou douzième
jour.

OBSERVATION VII

Berger (Résumée)

Dans ce cas il y avait, en même temps que de l'ascite,
une tumeur circonscrite à la partie inférieure de l'abdomen; les lésions pulmonaires étaient encore plus mar-
quées que dans le cas précédent. La laparotomie démon-
tra l'existence d'adhérences totales entre l'intestin, la
vessie et la fosse iliaque. Il fut impossible de les décol-
ler; on dut se borner à l'évacuation du liquide et à l'attouchement des parois avec le naphtol camphré. Pendant un mois, il y eut de l'amélioration; puis l'ascite se
reproduisit et la mort survint au bout de quatre ou cinq
mois, sans que le malade eût tiré un bénéfice réel de
l'opération.

Réflexions. — Dans ces observations les résultats ont
été moins satisfaisants qu'on était en droit de l'espérer.
La mort est survenue trop rapidement pour qu'on ait
pu étudier l'action du naphtol camphré. Cependant, si
cette action a été nulle, on ne peut attribuer la mort
qu'à la continuation de l'infection tuberculeuse et on ne

peut raisonnablement en tirer aucune conclusion défavorable au médicament employé.

Nous voyons en résumé, que, dans la forme sèche, nous n'avons obtenu de bons résultats que dans un cas sur trois. Nos observations sont trop peu nombreuses pour en tirer des déductions générales et nous n'insisterons pas davantage sur ces formes auxquelles ne peut s'appliquer que d'une façon imparfaite le traitement que nous venons préconiser. Nous n'entendons pas par là dire qu'il n'y a rien à faire dans ces formes particulières; nous pensons, au contraire, que l'intervention chirurgicale a ses indications bien déterminées et que le chirurgien devra opérer en présence de signes d'occlusion intestinale évidente, de douleurs vives, d'aggravation progressive de l'état général et enfin lorsque l'inefficacité du traitement médical aura été bien démontrée.

Quoique le naphtol camphré ait été peu employé jusqu'à ce jour dans ces cas, il n'est pas douteux que ses vertus antiseptiques et antibacillaires, son inocuité parfaite, commandent son emploi et nous sommes persuadé qu'on aura toujours avantage à le mettre en usage.

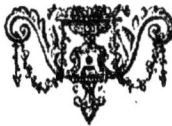

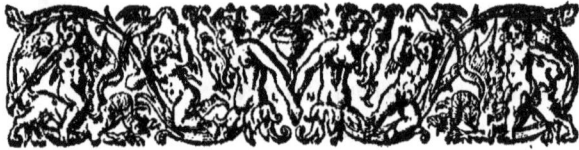

CHAPITRE VI

MÉCANISME DE LA GUÉRISON DANS LA PÉRITONITE TUBERCULEUSE

Nous résumerons brièvement, dans les lignes qui suivent, les différentes théories invoquées pour expliquer le mode d'action des divers procédés qui amènent la guérison. Aucune de ces théories n'est satisfaisante en ce sens qu'aucune ne donne une explication plausible pour tous les cas. Nous ne ferons que les énumérer n'ayant pas la prétention de trancher la question.

Cabot, Cameron de Huddersfield, Van de Warker, Maurange émettent tous une opinion qui semble être la même quoique leurs idées soient présentées sous des formes différentes. Ces auteurs croient que la laparotomie, ou la ponction, agissent surtout en débarrassant le ventre de l'ascite, « véritable bouillon de culture » où pullulent les micro-organismes, et en enlevant les pto-

maïnes dont l'absorption, en maintenant l'état cachec-
tique, favorise la généralisation et la continuation de
l'évolution tuberculeuse.

Vierordt explique par une action mécanique la guérison : la disparition de l'ascite supprime la gêne de la respiration et de la circulation et diminue la paralysie intestinale qui détermine de l'auto-infection par rétention
des matières.

Pour Kœnig, Ceccherelli, Alexandroff, Pic, le traitement favoriserait la transformation fibreuse des tubercules. Ceci, en effet, est une constatation réelle et non
discutée mais qui à son tour n'est pas expliquée.

D'autres auteurs (Berger, etc) sont portés à croire que
la guérison est le résultat de la substitution de la forme
adhésive de la péritonite à la forme ascitique.

Lauenstein et Braatz prétendent que la lumière ou
l'air, en pénétrant dans la cavité abdominale, tuent le
bacille.

On le voit les théories ne manquent pas et malgré
tout le mécanisme de la guérison reste encore à l'état
d'énigme.

Ceux qui expliquent la régression des lésions par la
disparition de l'ascite, qui au fond n'est que le résultat
et non la cause, ont leur explication infirmée par les
succès obtenus dans les formes sèches.

Le rôle dévolu par d'autres à l'air ou à la lumière
cesse de devenir vraisemblable depuis qu'il est démontré

que l'on guérit sans qu'il soit nécessaire de laisser péné-
trer dans la cavité péritonéale ni air ni lumière.

Enfin plusieurs autopsies de sujets guéris sont venues
démontrer qu'il ne se produisait pas toujours des adhérences entre les deux feuillets de la séreuse et que par
conséquent les tubercules ne sont pas toujours étouffés
par un travail de sclérose.

La question du mécanisme de la guérison reste donc
obscure et avec les données actuelles il n'est pas possible de se faire une opinion applicable à tous les cas
cliniques et aux divers procédés de traitement.

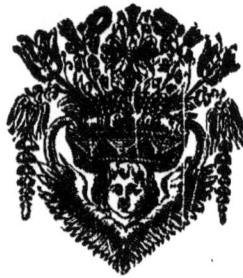

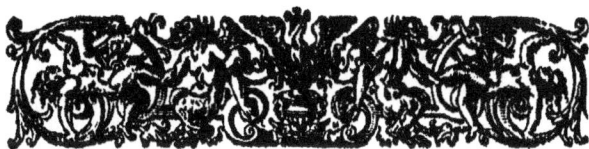

CONCLUSIONS

I. Il est possible de guérir la péritonite tuberculeuse avec présence d'ascite, sans laparotomie, par l'évacuation de l'épanchement et l'instillation dans le péritoine de naphtol camphré.

II. La dose de ce médicament, qu'il est nécessaire d'employer, est absolument inoffensive et non douloureuse.

III. Les phénomènes consécutifs sont excessivement simples ou même nuls.

IV. En cas de péritonite sèche, l'attouchement des anses intestinales malades avec le naphtol camphré a encore une action, peut-être inexpliquée, mais certainement favorable.

V. On ne connaît pas encore le mécanisme de la guérison, dans les péritonites tuberculeuses guéries, par une intervention (Laparotomie ou injection d'un liquide modificateur précédée de l'évacuation de l'ascite).

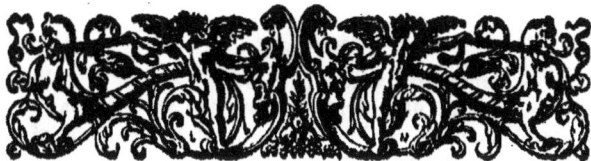

INDEX BIBLIOGRAPHIQUE

1888.

WELLS (Spencer). — Tumeurs de l'ovaire, p. 110.

1884.

KŒNIG. — Ueber diffuse peritoneale Tuberculose und die durch solche hervorgerufenen schemgeschwülste im Bauch, nebst Bemerkungen zur Prognose und Behandlung dieser Krankeit., Centralblatt f. chirurg., n° 6, p. 80.

1885.

BOULLAND. — Th. Paris, 1885.

1886.

CADET DE GASSICOURT. — Tub. pulm. avec périt. suppl., Soc., m. hôp.

KNAGGS. — The Lancet, act. 1886.
— Tr. clin. Soc. London, 1887.
— Bristish m. J., 1887.

LEBEC. — Soc. chir. fevr.

PEAN. — Gaz. hôp. n° 68. Tumeur sol. du mésentère.

TRUC. — Trait. chir. de la périt. Th. agr. 1886.

1887.

AHLFED. — Centrbltt f. Gynœk, n° 48.

AUDRY. — Laparot. dans per. tub. Lyon med., p. 327-332.

BANTOCK-GRANVILLE. — One hundred consecutive cases of abdom. section. The Lancet.

BŒRNER. — Wiener med. presse, n° 4.

BRUEN. — Abdom. section for chr. tub. perch. Phllad. county med. Soc., nov.

CARRÉ. — Assoc. fr. p. av. des sc., Congrès de Toulouse.

CLARCKE. — British m. J., II, 996.

LANNELONGUE. — Congrès tub. 1887 et 1888. Ac. des sciences, 1887.

WARKER (van de). Americ J. of Obst., p. 932.

1888.

BAMPTON. — Case of tubercular péritonites. The lancet.

BOLLICINI. — POMPEO. — Raccoglitore med. Forli, V, p. 93.

CAMPANA. — Laparot. in uno caso de per. tub. Raccoglitore med. Forli, 1888, p. 102-115.

CAUSSADE. — Revue mens. de l'enfance.

HEYDENREICH. Sem. méd., 1888, p. 473.

1889.

BALLS-HEALEY. — Sweben weitere. Laparot. Austral. M. J.

BASSINI. — Soc. Ital. chir. Bologne.

CECCHERELLI. — La cura ch. tub. del. per. — Reforma med. et Semaine méd.

CROOM. — Edimb. méd. J. 1889 et 1890.

DEMOSTHÈNE. — Congrès chir. Paris, oct. 1889.

DUPONCHEL. — Gaz. heb., méd., p. 92.

LABBÉ. — Congrès chir. 1889, Paris.

MAURANGE. — De l'interv. chir. dans la per. tub., Th. Paris.

TERRILLON. — Leçons de lin., chir.; Bulletin méd., 1889, Bulletin méd., 1890.

LICHTERMANN (Mlle Sophie). — De la forme ascitique de la pér. tub., Th. de Paris, 1889, 1890, n° 249

1890

BARKER. — British med. J., I, p. 124.

BATCHELOR. — Australas, M., gaz., 1890-1891.

BRULH. — Gaz. des hôp., p. 1137.

CABOT. — Boston. méd., S. J.

CZERNY. — Centrblt. f. Gynœk.

CHAPMT. — Th. Paris, n° 25.

DRABROKLOUSKI. — Arch. méd. exp.

ELMASSIAN. — Th. Paris, n° 25.

HEDUCH. — Gaz. med., Strasbourg.

JACOBS. — Clinique, Bruxelles, n° 17, n° 27.

KŒNIG. — Centralblatt, f. chir., Leipzig.

LE NOIR. — Th. Paris.

MATHIS. — Th. Paris.

MUSELIER. — Trait. chir. de la pér., tub., Gaz. méd., p 503.

PIC. — De l'int. chir. dans la pér. tub., Th. Lyon.

RISBLANC. — Trait. ch. des pér. Arch. med. pharm. mil.

ROUTIER. — Trait. chir. de la pér. tub., Med. mod.; semaine méd.; Soc. chir.

VACHER. — Infl. periombilicale dans la pér. tub. chez les enfants, Th. Lyon, 1890.

DAVID. — Contrib. à l'étude du Trait. des tub. gangl. p. l'emploi du naphtol camphré, Th. Paris, 1890, 1891, n° 289.

DEBOVE. — Trait. de pér. tub , Soc. méd. des hôp., 10 oct.

1891

BARTHEZ ET SANNÉ. — Traité des mal. des enfants, t. III.

LE DAYON. — Th. Paris.

CANNIOT. — Th. Paris.

CECI. — Riforma med.

CL. CLEVELAND. — Medic. Record, I, p. 466.

JONNESCO. — Revue chirurgie, n° 3.

KIRMISSON. — Congrès de la Tuberc., août.

LEJARS. — Gaz. hôp.

MOUNIER. — Soc. méd. pr., 6 juillet 1891.

RICHELOT. — De la laparotomie explor., Union méd., p. 133

Rispal. — Trait. de la forme ascit. de la pér. tub., Th. de Toulouse.

Ruggi. — Congr. chir. ; Bologne ; Riforma medica.

1897

Bouilly. — Perityphlite tub,, Soc. chir., 2 mars.

Schwartz. — De la périt. tub. sèche ; sem. méd., 20 janv.

Phocas. — Méd. mod. 3 déc. 1892.

Aldibert. — De la laparotomie dans la pér. tub., Th. Paris,

1893

Audiat. — Trait. de la pér. tub. p. la ponction. Poitou méd. n° 11.

Chrétien. — Périt. tub. Laparotomie. Poitou méd., n° 12.

Picqué et Orillard. — Soc. chir., 11 oct. 1893.

Millard. — Soc. méd. des hôp., 3 nov. 1893,

Comby. — Id.

Rendu. — Soc. méd. des hôp., octobre.

Routier, Soc. de chir., octobre.

Berger. — Soc. de chir., octobre.

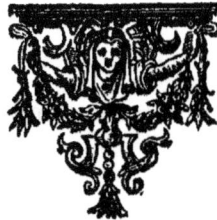

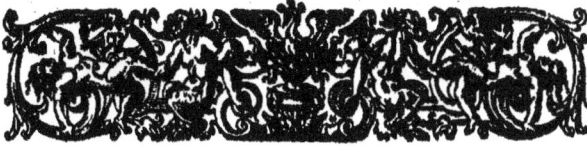

TABLE DES MATIÈRES

	Pages
Introduction	7
I. Historique	10
II. Classification	15
III. Formes ascitiques	17
IV. Manuel opératoire	36
A. — Naphtol camphré	36
B. — Technique opératoire	38
V. Formes sèches	41
VI. Mécanisme de la guérison	54
Conclusions	57
Index bibliographique	58

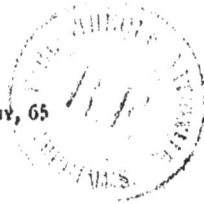

DIJON. — IMPRIMERIE DARANTIERE, RUE CHABOT-CHARNY, 65